CONTRIBUTION A L'ÉTUDE

DES

OVARIOTOMIES INCOMPLÈTES

PAR

Edmond LEROY

DOCTEUR EN MÉDECINE DE LA FACULTÉ DE PARIS

Licencié en droit

Ancien interne suppléant à l'hospice de Bicêtre

PARIS

ALPHONSE DERENNE

52, Boulevard Saint-Michel, 52

1881

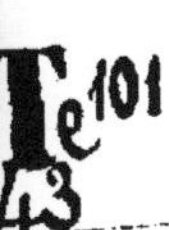

CONTRIBUTION A L'ÉTUDE

DES

OVARIOTOMIES INCOMPLÈTES

PAR

Edmond LEROY

DOCTEUR EN MÉDECINE DE LA FACULTÉ DE PARIS
Licencié en droit
Ancien interne suppléant à l'hospice de Bicêtre

———————

PARIS

ALPHONSE DERENNE

52, Boulevard Saint-Michel, 52

1881

A MA MÈRE

A MA TANTE Mme RIOM

A MES AMIS

A MON PRÉSIDENT DE THÈSE

M. LE PROFESSEUR GUYON

A M. LE PROFESSEUR AGRÉGÉ FÉLIX TERRIER

Chirurgien de la Salpêtrière

A M. LE DOCTEUR DELENS

Professeur agrégé à la Faculté de Médecine de Paris

A M. LE DOCTEUR FURGE

Chevalier de la Légion d'honneur

A MES ANCIENS MAITRES DE L'ÉCOLE D'ANGERS

CONTRIBUTION A L'ÉTUDE

DES

OVARIOTOMIES INCOMPLÈTES

Il y a quarante ou cinquante ans passés, le domaine du péritoine était considéré presque comme sacré, le chirurgien qui voulait l'inciser, regardé comme hérétique en chirurgie, et les premières audacieuses propositions faites de le respecter moins souvent, firent éclater un cri général de désapprobation. Une opération admirable, le triomphe de la chirurgie moderne, l'ovariotomie en un mot, a changé tout cela. Elle nous a appris, que tout en ne perdant pas son respect pour le péritoine, l'opérateur pouvait maintenant, en prenant les précautions voulues, l'attaquer comme d'autres parties importantes du corps humain et que les maladies nécessitant son ouverture pouvaient être victorieusement combattues.

Dès son début elle a donné naissance à une autre opération non moins grave, l'ovariotomie incomplète.

Il est arrivé, presque toujours par suite d'adhérences trop intimes, trop résistantes, trop vasculaires que l'opérateur a été forcé de renoncer à mener l'ovariotomie à bonne fin. C'est ce qu'on a appelé l'ovariotomie incomplète.

Indiquer les causes de ces opérations, leur mode d'exécution, leurs résultats, fournir de bonnes observations et arriver enfin à des conclusions justes constituent une lourde tâche, beaucoup trop lourde pour nous. Cependant une connaissance suffisante de la langue anglaise nous ayant permis de consulter, outre les ouvrages spéciaux sur les tumeurs de l'abdomen, les nombreuses publications périodiques de l'Angleterre et de l'Amérique, la source la plus riche pour la question qui nous occupe, séduit par la bonté du sujet, encouragé par la bienveillance extrême de notre ancien chef de service, M. le professeur agrégé Félix Terrier, sous les ordres duquel nous avons rempli les fonctions d'interne à l'hospice de Bicêtre, nous nous sommes laissé tenter, et nous apportons ici notre modeste contribution à l'étude des ovariotomies incomplètes.

CONSIDÉRATIONS HISTORIQUES.

La première opération d'ovariotomie incomplète fut pratiquée par Ephraïm Mac Dowel, de Dansville, Kentuchy, le même qui avait fait la première ovariotomie complète en 1809.

C'était la seconde fois qu'il tentait l'opération de l'ovariotomie, encore sur une négresse, la tumeur très large adhérait si intimement à la vessie et à l'utérus que l'extraction en fut impossible. M. Dowel l'incisa largement et en évacua le contenu. La femme se remit pendant cinq ans puis la tumeur augmenta de nouveau de volume et en deux mois devint aussi grande qu'avant l'opération.

Cette première incomplète fut bientôt suivie par d'autres qui devinrent d'autant plus nombreuses que l'ovariotomie fut plus souvent pratiquée. Si on voulait bien connaître leurs observations, celles-ci étant éparses dans une foule de revues et de journaux, leur réunion nécessiterait une somme énorme de temps et de travail. Heureusement que M. Louis Gallez, dans son bel ouvrage des kystes de l'ovaire, a tenté de faire les éphémérides ou l'historique de toutes les ovariotomies complètes ou incomplètes du monde entier jusqu'à la publication du premier tableau de Spencer Wells paru en 1872. Nous prions donc les personnes désireuses d'approfondir ce sujet intéressant, de consulter l'ouvrage de Gallez.

Nous avions fait, surtout d'après cet auteur, une nomenclature des opérations incomplètes, pour les publier dans ce travail ; mais elle l'eût rendu tellement volumineux que nous avons été forcé d'y renoncer, et de nous borner aux observations suivantes.

Il est impossible par le groupement des opérations incomplètes suivies de mort, et de celles suivies de guérison, de savoir exactement le chiffre des succès et des insuccès.

C'eût été un élément puissant pour ou contre cette opération, malheureusement souvent le résultat n'est pas donné et il y a à s'entendre grandement sur le mot guérison comme nous le dirons plus loin.

Une foule d'opérations sont restées inachevées sans la moindre publicité, surtout quand elles ne furent pas couronnées de succès. Ainsi en dehors des statistiques, l'addition de toutes les opérations incomplètes nous a donné un total de 218 dont 73 morts et 145 guérisons, rapport complètement faux entre les succès et les insuccès dans ces sortes d'opération, et, détail bien caractéristique, les sept premiers cas publiés ne comptent qu'un mort.

A côté des observations isolées, se trouvent de nombreuses statistiques. Les unes sont l'énumération de toutes les opérations dont les auteurs ont eu connaissance ; les autres de celles seulement dans lesquelles ils ont joué le rôle d'opérateurs.

Parmi les premières les plus célèbres sont celles de M. Achille Chéreau et de John Clay de Manchester.

M. Achille Chéreau publie sa statistique en 1844 ; elle contient 65 ovariotomies dont 14 incomplètes avec 6 morts et 8 guérisons (1).

1. Jour. des conn. méd. et chirur. 1844, p. 230.

John Clay publie la sienne en 1860. Elle porte sur 537 observations et s'arrête au mois de février 1860 (1).

Dans la troisième table sont compris les cas où les kystes ne furent excisés que partiellement, 24 cas dont 10 guérisons, 14 morts.

Sur 82 cas où l'opération fut abandonnée à cause des adhérences, 58 se sont rétablies et 26 sont mortes. Des 58, 10 sont vivantes au moment du rapport et sont devenues enceintes.

> 12 ont vécu 6 mois après l'opération.
> 5 » 1 an »
> 4 » 2 » »
> 2 » 3 » »
> 1 » 4 » »
> 3 » 6 » »

Il n'est pas parlé des 21 autres. Des 24 cas malheureux :

6 sont mortes de péritonite.

3 « « d'épuisement.

1 est morte d'ouverture d'abcès hépatique.

3 sont mortes de gangrène partielle du kyste.

La cause de la mort n'est pas renseignée pour les 11 autres cas.

Parmi les secondes, les plus célèbres sont celles de Spenser Wells et de Péan.

1. Chapters on diseases of the ovaries, translated from Kiwish's clinical lecture with on appendice on the opérations of ovariotomy, London 1860 Churchill.

Spenser Wells publie sa première statistique en 1872 ; 500 opérations, 28 incomplètes.

Mortes 24, guérison complète 3, guérison douteuse une (1).

Il publie sa seconde en 1878 : 400 opérations complètes, 19 incomplètes, 4 guérisons, 15 morts (2).

M. Pean donne aussi 2 statistiques de ses gastrotomies. La première en 1876 : 281 opérations, 16 incomplètes : mortes 3, guéries 13. La seconde en 1878, 79 cas, 3 incomplètes, 3 succès (3).

De l'étude de l'histoire de l'ovariotomie se dégage le fait suivant:

Les opérations inachevées très nombreuses au début de l'ovariotomie sont en décroissance marquée grâce aux progrès faits dans l'exactitude du diagnostic des adhérences et de leur gravité, de l'outillage chirurgical, de l'expérience et de l'habileté des opérateurs.

Sur 64 ovariotomies de la statistique de Simon 15 fois l'opération demeure inachevée, deux fois il y eut erreur de diagnostic, 26,5 0/0 (4).

Sur les 250 premières ovariotomies de Spenser Wells il y eut d'opérations inachevées et d'incisions exploratrices 8,4 0/0 (5).

Des 103 premières de Ch. Clay, 10 opérations non achevées, 2 erreurs de diagnostic, 11,6 0/0 (6).

1. Disease of ovaries, 1872.
2. *Médical Times.* juillet 13 1878.
3. Leçons de clin. chir. à Saint-Louis, 1876 et 1878.
4. Reit. zur Geburtsk. von Scanzoni, T. III, Wurb. 1858.
5. *The Lancet,* 20 septembre 1862.
6. Worms, *loc. cit.* Paris, 1860, p. 38.

Des 100 de Baker Broun, 5 opérations inachevées, 10 erreurs de diagnostic, 15 0/0 (1).

Sur les 94 de Kœberlé une seule incomplète.

Sur les 169 opérations d'Atléc (2), inachevées et incisions exploratrices, 9 0/0.

Sur les 25 de Krassowski, une ovariotomie partielle, une incision exploratrice.

Spenser Wells reconnaît pour son second tableau une proportion de 7,25 0/0.

Péan une de 6,50 0/0, puis 1 0/0.

Les chirurgiens qui ont pratiqué l'ovariotomie à la Salpétrière sur 45 opérations n'en ont eu qu'une seule incomplète.

1. Worms, *loc. cit.* Paris, 1860, p. 38.
2. Kœberlé, *Gaz. hebdom.*, 1868. p. 500

CAUSES DES OPÉRATIONS INCOMPLÈTES

Elles sont occasionnées, comme nous l'avons déjà dit, par les adhérences du kyste.

De l'aveu de tous les chirurgiens, d'après tous les auteurs, il est impossible avant de commencer l'ovariotomie d'être mathématiquement sûr que les adhérences du kyste ne viendront pas en empêcher la terminaison.

Ces adhérences peuvent unir le kyste avec la paroi abdominale, l'épiploon, le mésentère, l'intestin, l'estomac, le foie, la rate, la cavité pelvienne, l'utérus, l'ovaire opposé, la vessie.

Les superficielles sont rarement causes de l'abandon de l'opération, il n'en est pas de même pour les profondes.

Le Dr Herrera Vegas soutient que nous sommes autorisés à abandonner l'ovariotomie, quand les adhérences sont étendues et résistantes ou quand elles intéressent des organes importants comme la vessie, l'utérus, les intestins (1).

Peaslee (2) déclare que si le diagnostic est confirmé la seule raison valable d'opération incomplète sera l'existence d'adhérences graves, que c'est l'espèce plutôt que l'étendue ou la solidité des adhérences qui doit justifier l'abandon de l'opération une fois commencée, qu'enfin on peut établir comme règle à suivre que les adhérences seules au foie,

1. Thèse 1 juin 1864.
2. Ovarian tumour p. 391.

aux intestins, à la vessie ou à l'utérus tombent dans cette catégorie.

M. Terrier nous a prouvé que Peaslee fait erreur. Notre vénéré maître au cours de ses quarante ovariotomies a pu détruire des adhérences du foie quand elles n'étaient pas trop étendues, il a été jusqu'à enlever avec succès une portion de la capsule de Glisson.

Il a réussi également à détruire des adhérences intestinales quand leurs formations étaient relativement récentes. Il a observé qu'il ne fallait pas que leur origine remontât à plus de deux ans, la solidité des adhérences augmentant avec leur âge. La première observation du Dr Keith vient à l'appui de cette opinion. Keith rapporte qu'il rencontra des adhérences ayant grandi avec le kyste, de plus d'un pouce d'épaisseur et dures comme du cartilage. Cette ancienneté peut même empêcher la destruction des adhérences antérieures du kyste, les plus faciles pourtant à dissocier. De toutes les adhérences les plus graves et les plus difficiles à dissocier, sont celles qui se font dans la cavité du bassin, au rectum, dans le cul de sac recto-utérin, à l'utérus et à la vessie.

On peut aussi considérer comme des adhérences qu'on ne peut dissocier les prolongements des kystes entre les deux lames des ligaments larges jusqu'au plancher de l'excavation pelvienne.

DIFFÉRENTS MODES D'EXÉCUTION.

Si on se trouve dans l'impossibilité absolue de continuer l'opération, il reste divers partis à prendre que l'on peut résumer comme suit :

1° Refermer tout simplement la plaie abdominale ;

2° Refermer la plaie abdominale après avoir ponctionné le kyste et lié quelques vaisseaux ;

3° Exciser une partie du kyste et refermer le ventre ;

4° Exciser une partie du kyste, refermer le ventre et le rouvrir quelques jours après ;

5° Enlever le plus gros de la tumeur, pédiculiser le reste pour l'attirer au dehors ;

6° Réunir la plaie en comprenant les parois du kyste et l'y faisant adhérer.

Il faut se garder de suivre le premier mode de traitement.

Refermer la plaie sans ponction ne peut donner aucun bénéfice à la malade. Ce n'est qu'une simple incision exploratrice dont l'étude ne rentre pas dans ce travail.

Le second moyen a été souvent adopté. Le chirurgien après avoir ponctionné le kyste ou les kystes, lié deux ou trois vaisseaux, recoud la plaie. C'est ce que fit le Dr Thomson de Hull, dans son observation dont on trouvera plus loin un résumé. Il en résulta ce qui était facile à prévoir et ce qui est la règle en pareil cas, que le liquide se reproduisit.

Encore un mode d'opérer à abandonner.

La troisième manière est évidemment des plus défectueuses ; elle fait courir à la malade de tels dangers qu'il n'y a pas à s'y arrêter.

Le quatrième moyen : exciser une partie du kyste, refermer le ventre, le rouvrir quelques jours après et instituer le traitement dit par suppuration est plus heureux et compte des succès. C'est celui dont s'est servi Liéven dans les trois observations que nous citons de lui. Il eut un succès et deux insuccès. Nous nous rendons d'autant moins compte des motifs qui l'ont empèché d'établir tout de suite le traitement par suppuration que nous le voyons toujours forcé d'y recourir pour parer aux accidents graves causés pour l'occlusion complète de la plaie abdominale.

La cinquième méthode consistant dans l'enlèvement du plus gros de la tumeur, pédiculiser le reste pour l'attirer au dehors et l'insérer dans un clamp est très rarement employée.

Cependant nous en avons trouvé un exemple dans une observation bien curieuse du D' Walter Atlée, de Philadelphie dont on trouvera plus loin le résumé. Le chirurgien se garda bien de coudre le kyste à la plaie abdominale, il le tira le plus possible hors de l'abdomen, l'inséra dans un clamp et fit l'occlusion de la plaie au-dessous du clamp avec le plus grand soin. L'inflammation péritonéale souda le revêtement péritonéal de l'ovaire à celui de la paroi abdominale, le clamp enlevé, la cavité générale de l'abdomen fut trouvée fermée ; la malade guérit par suppuration.

Le sixième et dernier moyen consiste à réunir la plaie en compressant les parois du kyste et l'y faisant adhérer.

Pour oblitérer son ouverture et ramener l'opération à une ponction.

Pour laisser béante son ouverture, l'agrandir même pour y introduire des agents modificateurs et pratiquer le traitement dit par suppuration.

Ce sixième moyen, l'excision partielle du kyste avec

drainage, a été employé bien des fois, notamment par les Drs Clay, Galezowski.

M. Péan a voulu ériger ce mode de traitement en méthode d'opération pouvant rivaliser avec l'extirpation complète ; il lui donne le nom de traitement par suppuration, rejette celui d'opération inachevée et y substitue celui de méthode de prudence.

Son succès est-il aussi grand qu'il parait l'être à première lecture des tableaux de l'auteur ? C'est ce que nous verrons dans un chapitre suivant, pour le moment qu'il nous suffise de dire qu'il est fort contesté.

Si l'on est désireux d'avoir des détails sur le mode d'application du traitement par suppuration, sur les drains, les injections nous prions le lecteur de consulter les observations détaillées et complètes de nos maîtres Cazin, Guyon et Terrier. Il verra que les moyens pour retarder, combattre, et tarir la suppuration varient selon les circonstances, que c'est une affaire de tact et de science.

RÉSULTAT DES OPÉRATIONS.

Les ovariotomies incomplètes ont pour résultats : 1° ou bien la guérison de l'opération seulement ; 2° ou bien la guérison momentanée ; 3° ou bien la guérison définitive ; 4° ou bien enfin la mort.

Il y a guérison de l'opération seulement quand l'opérée n'a pas bénéficié de l'opération, ayant simplement recouvré la condition qu'elle avait avant la tentative d'enlèvement de la tumeur, quand le traumatisme de l'opération n'a pas eu d'effet sur la durée de sa vie.

Il y a guérison momentanée, quand la malade guérit de l'opération et lui doit une amélioration de sa santé pendant une durée plus ou moins longue.

L'œuvre du chirurgien n'a pu extirper le mal dans sa racine, enlever la cause principale du mal, mais l'opérée jouit d'une santé meilleure tant que le kyste n'a pas repris son ancien développement : ce temps est quelquefois fort long, il fut par exemple de huit ans chez la malade de Kœberlé et de six mois chez celle de M. Terrier.

Ce mode de guérison est également connu sous le nom de mort lente. Le troisième mode de guérison se passe de commentaire : la malade a tiré tous les bénéfices que l'on pouvait espérer de l'opération, elle est complètement guérie de la maladie qui a nécessité l'ouverture de l'abdomen.

Nous avons constaté que ces trois modes de guérison sont bien loin d'avoir été expliqués par les operateurs et les auteurs des statistiques. Ils ont maintes fois annoncé que le dénoûment avait été la guérison sans le moindre commentaire. Il en résulte que celui qui voudrait tirer un pronostic par la balance de tous les cas qu'il aurait pu réunir d'ovariotomie incomplète donnés comme terminés par la mort ou la guérison se tromperait grandement, ses additions seraient justes ; mais ses déductions, quoique basées sur des chiffres, seraient fausses.

Les auteurs les plus célèbres de statistique ne sont point à ce sujet à l'abri de la critique.

Nous avons vu John Clay donner, dans ses célèbres tableaux, les résultats du plus grand nombre des opérations inachevées et les négliger pour beaucoup trop, vingt-quatre fois sur quatre-vingt-deux !

L'auteur des leçons de clinique chirurgicale à Saint-Louis, lui-même, a été moins heureux, en définitive, qu'une lecture superficielle de ses cas d'ovariatomies incomplètes pourrait le faire croire.

Kœberlé avait relevé, et nous aussi avons relevé, 29 cas d'opérations incomplètes au lieu de 16 annoncées, et 12 cas de mort au lieu de 5.

Les 12 cas dont la terminaison fut fatale portent les nᵒˢ 57, 127, 156, 24, 114, 149, 151, 156, 173, 180, 182 et 183. Il est vrai que si le nᵒ 180 porte la mention guérison, une note indique que l'opérée mourait le 36ᵉ jour de rhumatisme et d'entérite, et que les cinq cas 173, 24, 114, 15 et 157 peuvent à la grande rigueur ne pas être considérés comme appartenant à des ovariotomies incomplètes. Sur ces 5 cas il y eut 3 morts et 2 guérisons.

Quoi qu'il en soit, il y aurait encore 24 opérations au lieu de 16, et 9 morts au lieu de 5.

Les tableaux les plus complets dans lesquels le mot de guérison peut donner le moins de place à l'équivoque sont ceux de Spenser Wells.

Sur 500 ovariotomies sa première table en indique 28 d'incomplètes dont les résultats ont été comme suit :

Guérison complète, 3 ; cas douteux, 1 ; morts, 24 ; savoir : 17 avant un mois, et 7 de quelques mois à trois ans.

Sur 400 cas, sa deuxième table publiée en 1878 contient 29 incisions exploratrices et ovariotomies incomplètes. Ces dernières sont au nombre de 19, desquelles 8 sont mortes en un mois, 1 en 52 jours, 1 en un an, une était très faible, et par suite faisait craindre un résultat fatal en 1878. Un autre, le n° 13, est indiqué seulement comme parti 25 jours après.

Il resterait mathématiquement 7 guérisons ; mais Spenser Wells dans ses commentaires reconnaît qu'il n'y a que 4 malades qui ont été définitivement guéries.

La plupart des auteurs ont de plus négligé de porter à la connaissance du lecteur un autre élément d'information qui à nos yeux est capital, nous voulons parler de la nature du kyste.

Ces kystes peuvent être uniloculaires, multiloculaires, mixtes ou composés, dermoïdes, et enfin, ce qui est de la plus extrême rareté, hydatides.

Mais au point de vue du résultat final de l'opération, il n'y a que deux sortes de kystes : les uniloculaires et les multiloculaires, ceux qui sont stériles et ceux qui prolifèrent.

Les kystes uniloculaires consistant en une seule et unique partie, ou en plusieurs contiguës situées en moins grand nombre sur le même ovaire, et dont la soudure avec usure des parois réciproques peut amener la réduction du nombre de loges, sont stériles à de très rares exceptions près.

Les kystes rudimentaires extra-ovariques, dits de Rosenmuller, dont on place l'origine dans la dilatation des canaux du corps de Wolf, sont également stériles.

Les kystes dermoïdes types, à l'enveloppe formée de tissu cellulaire et de tissu fibreux, au contenu si singulier, sont aussi stériles.

Les autres, c'est-à-dire les kystes multiples et les mixtes, sont prolifères.

Ils sont constitués par :

Le cloisonnement d'un grand kyste.

L'agrégation de petits kystes primitivement indépendants, ce qui est rare.

' La prolifération endogène, le bourgeonnement de la membrane interne qui produit ainsi des kystes secondaires, lesquels peuvent même donner naissance à des kystes tertiaires ou de troisième ordre.

Le cloisonnement et le sous-cloisonnement de la poche kystique peut amener une infinité prodigieuse de loges, d'un volume très variable, d'un grain de millet à celui d'une noix. Ces loges neuf fois sur dix ne communiquent pas entre elles.

OBSERVATIONS

Avant de conclure, nous croyons devoir donner place ici aux diverses observations que nous avons réunies.

Nous en avons dix-neuf et nous les divisons en deux groupes bien distincts :

1° Celui des résumées ou traduites ;

2° Celui des complètes et en même temps entièrement inédites.

Le premier groupe se compose de : une observation française, huit anglaises, une américaine et trois russes, seize en tout. Ce sont les suivantes :

N° 1. Kœberlé, guérison momentanée.

2. Spenser Wels, guérison complète.

3. Keith, mort.

4. Keith, mort.

5. Keith, mort.

6. Henri Thomson, guérison complète.

7. Knwley, guérison momentanée.

8. Knwley, mort.

9. Knwley, mort.

10. Walter Atlee, guérison complète.

11. Bœcken, mort.

12. Martin, guérison complète.

13. Martin, mort.

14. Liéven, guérison complète.

15. Liéven, guérison momentanée.

16. Liéven, mort.

Les lecteurs qui voudraient lire les observations ci-dessus

dans les textes originaux sont prévenus que la pauvreté des renseignements fait perdre beaucoup de leur intérêt aux cas de MM. Knwley, Bœcken et Martin ; mais qu'il n'en est pas de même pour les autres, surtout pour Walter Atlee. Nous les aurions donnés au complet si nous n'avions pas voulu réserver place entière aux observations bien autrement précieuses de notre deuxième groupe.

Nous avons la bonne fortune de pouvoir publier *in extenso* : trois observations inédites d'opérations incomplètes d'ovariotomie.

Nous les devons à l'extrême obligeance de :

M. le professeur Guyon.

M. le professeur agrégé Terrier.

M. Cazin, chirurgien à l'hôpital de Berck-sur-Mer.

Qu'ils nous permettent de leur offrir ici l'expression de notre vive reconnaissance.

L'*Observation de* M. Cazin fourmille de renseignements de la plus grande importance, il a eu le bonheur d'avoir affaire à un kyste uniloculaire, l'habileté de trouver un moyen de retarder l'apparition de la suppuration, et celle-ci une fois établie d'en avoir victorieusement raison.

Nous ne pouvons mieux commenter cette magnifique observation qu'en empruntant à M. Cazin lui-même les réflexions suivantes, elles compléteront son observation.

Les fâcheux résultats du traitement par suppuration tiennent à ce que les chirurgiens, notamment Wells et Kœberlé ont suturé la paroi abdominale; ne laissant que par un drain passage au pus qui s'écoule alors dans les prolongements multiples que le kyste envoie en différents sens. La méthode que j'ai suivie permettant des lavages fréquents et complets, réalisant en somme une sorte de pansement plat, a facilité le libre écoulement des liquides, tout en permettant de suivre par la vue les modifications vitales dont la membrane interne du kyste a été le siége; et qui dans le cas présent me paraît avoir puissamment contribué au résultat.

L'action nécrosique de l'acide phénique a trouvé une utile application, en retardant la suppuration elle en a atténué les dangers. On comprend la déperdition de forces qui se serait produite, si ce travail s'était accompli peu de jours après l'opération, quand on songe qu'alors la surface suppurante eût été de plus de 80 centimètres carrés.

Pour terminer je me permettrai d'attirer de nouveau l'attention sur le mode de réunion que j'ai mis en œuvre. Grâce à la réunion immédiate secondaire j'ai pu accoler non seulement les bords de la plaie, mais les deux parois opposées du kyste, lesquelles mises en contact réciproque, ont adhéré ensemble sur une large surface. Les avantages principaux ont consisté dans la facilité de l'application, la rapidité des résultats et avant tout dans la plus complète inocuité.

L'observation de M. Guyon relate un succès non moins complet que celui de M. Cazin. Il a eu le bonheur d'avoir affaire à un kyste dermoïde par suite absolument stérile. Nous croyons qu'il serait difficile de trouver une opération incomplète d'ovariotomie plus classique.

L'habileté de l'opérateur pendant l'opération et les soins minutieux qui l'ont suivie ont prévenu toute espèce de complication. Aussi la guérison a-t-elle été rapide et complète.

Ce n'a pas été son seul avantage, elle nous a valu l'analyse magistrale de ce kyste dermoïde par M. le D' Latteux que nous sommes trop heureux de pouvoir donner en entier à la fin de l'observation de M. Guyon.

L'observation de M. TERRIER est un bel exemple de guérison temporaire, si elle n'a pas été définitive la faute est à la nature du kyste. Ce dernier était multiloculaire et la prolifération fatale de la portion non enlevée du kyste amena la mort lente de la malade.

L'habile chirurgien avait pourtant mis tout en œuvre pour parer aux dangers qu'il prévoyait. Ainsi il avait pris, au moment de l'opération la précaution de rupturer les cloisons du kyste et de vider ses loges.

Pendant quelque temps on put espérer une guérison définitive, la malade sortit de l'hospice en si bonne santé, qu'elle put reprendre ses fatigantes occupations. Elle rentra à la Salpêtrière après une absence de un mois et demi. C'est surtout alors que la lutte pour vaincre les proliférations du kyste et leurs conséquences est intéressante à suivre.

On voit notre vénéré maître, successivement dans ce but, remplacer les injections phéniquées par des solutions au chlorure de zinc, rompre les cloisons du kyste avec un doigt profondément enfoncé dans la masse polykystique, faire des applications de pâte de Vienne au-dessous de la fistule pour ouvrir plus largement la cavité kystique, planter des flèches de chlorure de zinc dans la paroi du kyste, et pénétrer par l'ouverture abdominale agrandie dans la nouvelle cavité kystique.

Après chaque manœuvre il obtient bien de l'amélioration mais elle ne se maintient pas et il faut recommencer.

La prolifération kystique n'était pas la seule cause d'épuisement pour la malade ; nous appelons l'attention sur des vomissements continuels, dont on a jamais bien su la cause. Les matières rendues analysées ne contenaient ni urée ni carbonate d'ammoniaque. Jamais on ne put les faire cesser. Nous les avons entendu comparer, avec juste raison, aux vomissements incoercibles de la grossesse.

Nous attirons tout particulièrement l'attention sur cette observation qui à tous ses mérites joint celui d'émaner en entier de la plume de M. Terrier.

Observation de M. Kœberlé.

Extrait du *Traité des maladies des ovaires*, dans le *Nouveau dictionnaire de médecine et de chirurgie*.
Date de l'opération 1862. — Mort lente.

Dans sa troisième ovariotomie il trouva la tumeur confondue d'une manière tellement intime et indistincte avec l'utérus allongé et aplati sur le kyste, qu'on ne pouvait soupçonner sa présence que par le voisinage du col, que l'on sentait à travers l'épaisseur des tissus. De plus l'ovaire droit fut reconnu dégénéré en une tumeur kystique de la grosseur d'un petit œuf et confondu également avec l'utérus, le rectum et les parties latérales de l'excavation pelvienne. Il prit le parti d'embrasser par une anse de fil de fer, la base de l'ovaire gauche et de l'étreindre fortement au moyen d'un serre nœud, abandonnant à lui-même l'ovaire droit qu'il était impossible de séparer. La moitié supérieure de la tumeur fut ensuite réunie au moyen de trois sutures métalliques profondes, placées à trois centimètres environ de distance les unes des autres, quatre points de suture entortillée servirent à réunir la plaie.

Le kyste fut traversé par deux tiges d'acier pour le maintenir avec l'extérieur. Une portion qui pendait en dehors sur l'abdomen fut excisée. La portion de la poche kystique qui formait le pédicule fut traitée par suppuration à l'aide d'un tube qui resta pendant près de deux ans. La suppuration n'a jamais pu être tarie complétement. On dut recourir à la ponction six ans après l'opération. La malade succomba deux ans après dans le marasme et l'anémie, huit ans après avoir été opérée.

OBSERVATION DE M. SPENSER WELLS.

Extrait de *Disease of Ovaries* page 469 et suiv.
Date de l'opération 1865. — Guérison complète.

Le 26 février 1865 il pratiquait l'opération de l'ovariotomie sur une jeune fille de vingt-deux ans. Il ne trouva aucune adhérence antérieure, ponctionna le kyste, donna issue ainsi à plusieurs pintes d'un liquide contenant du sang en abondance, puis trouva des adhérences si étroites aux bords du bassin et au côté droit de l'utérus qu'il dut renoncer à mener l'opération à bonne fin.

Il transperça les bords de la plaie et ceux du kyste avec une épingle à bec de lièvre et les lia ensemble.

Le reste de la plaie abdominale fut fermé. Le lendemain il enleva le fil autour de l'épingle.

Le second jour la malade était beaucoup mieux. Les fils furent retirés en temps opportun et un très libre écoulement de sérum s'établit graduellement.

La malade se rétablit promptement et depuis sept ans il n'y avait pas eu de retour de la maladie.

PREMIÈRE OBSERVATION DE M. KEITH D'ÉDIMBOURG

British médical journal. Juin 26 1875, page 836. Morte en un mois.

L'opérée était une dame qui souffrait depuis dix ans de sa tumeur ovarienne, et qui avait été ponctionnée quand l'opération fut tentée.

Le kyste fut trouvé faisant corps avec la paroi abdominale en avant, il fut ouvert largement, débarrassé de son contenu consistant en des masses de vieilles fibrines. Après deux heures d'une prudente dissection, l'opérateur trouvant un tissu aussi dur que du cartilage voit échouer toutes ses tentatives pour achever l'opération.

Les portions séparées de la paroi du kyste furent coupées et la blessure laissée ouverte pour laisser la libre suppuration.

La malade mourut de septicémie à la fin de la quatrième semaine.

Presque tous les derniers fragments du kyste s'étaient exfoliés et plusieurs gros lambeaux avaient été retirés pendant la dernière semaine. Les vieilles adhérences avaient dans certains points plus d'un pouce d'épaisseur et les contours du bassin y étaient tellement unis qu'ils étaient à peine reconnaissables.

Deuxième observation de M. Keith d'Edimbourg

British médical journal, le 26 juin 1875, p. 837.
Morte trois jours après l'opération.

La malade était une femme de 53 ans ; elle avait été ponctionnée quatre ou cinq fois quand l'opération eut lieu.

A l'ouverture de l'abdomen, une grande quantité de liquide noir acitique s'échappa. Plusieurs kystes furent ponctionnés et vidés.

Alors il fut reconnu que les adhérences à tous les bords du bassin étaient si intimes qu'il ne fallait pas faire d'autres tentatives, d'autant plus que quelques portions des adhérences intestinales étaient d'un caractère suspect. Les parois affaissées du kyste furent liées dans la blessure par le serre-nœud de Rochale, et un tube à drainage laissé dedans.

Elle mourut trois jours après et tous les organes de l'abdomen furent trouvés chargés de dépôts cancéreux.

Troisième observation de M. Keith d'Edimbourg

British médical Journal, janvier 1878.
Mort.

Le kyste était si adhérent qu'on ne put extraire la partie pelvienne. Le kyste fut fixé dans la blessure et drainé. La malade succomba.

Observation de M. Henry Thomson de Hull

Médical Times, 20 janvier 1877, p. 65. Guérison momentanée, opérateur
M. King.

La malade avait 19 ans, la maladie remontait à une année, l'opération a eu lieu le 3 avril 1875.

Les parois du kyste adhéraient intimement au péritoine. Une énorme quantité d'un liquide verdâtre foncé s'écoula en telle quantité que la malade et le plancher en furent inondés. Il fut trouvé impossible de séparer les parois du kyste du péritoine. Deux ou trois petits kystes furent ponctionnés, deux ou trois vaisseaux liés, la plaie cousue, le pansement phénique appliqué en même temps qu'une bande de flanelle.

La plaie se réunit par première intention; mais au moment des règles le 25 avril, le liquide se reformait.

Première observation de M. Knwley Thomston de Londres.

British médical Journal, 19 octobre 1878.
Morte une semaine après l'opération.

La malade souffrait d'une maladie maligne des deux ovaires, l'opérateur essaya de les enlever; mais il fut forcé de clore la plaie, en laissant les portions des deux tumeurs adhérentes au bassin. Elle vécut une semaine.

Deuxième observation de M. Knwley Thomston.

Même indication.
Morte quarante heures après l'opération.

L'opération fit découvrir une maladie maligne des deux ovaires. Un ovaire fut enlevé ; mais on fut obligé d'abandonner l'autre après avoir ouvert et vidé quelques kystes qui s'y trouvaient. Écoulement énorme de liquide. L'épuisement amène la mort en quarante heures.

Troisième observation de M. Knwley Thomston.

Même indication.
Mort lente.

La malade, célibataire, était âgée de trente-huit ans. On trouva une masse de mauvaise nature englobant l'utérus et les ovaires, l'incision fut fermée après que le kyste eut été vidé. La malade mourut dans les six mois.

Observation de Walter Atlee de Philadelphie

American Journal, janvier 1877. p. 131.
Guérison complète.

La malade avait 42 ans ; une ponction avait eu lieu le 17 février avant l'opération qui eut lieu le 20 juillet 1876.

A l'ouverture de l'abdomen on ne trouve pas d'adhérence entre la partie supérieure du kyste et la paroi abdominale. Il fut ponctionné, et donna issue à un liquide visqueux et très albumineux. Le tiers inférieur du kyste étant touvé très fermement adhérent à tous les viscères du bassin, il fut reconnu impossible de l'enlever.

L'opérateur se décida alors à enlever la plus grande partie possible du kyste, à l'insérer dans le clamp et à la couper. Il était persuadé qu'en fermant soigneusement les parois abdominales autour du kyste l'inévitable inflammation péritonéale qui en résulterait scellerait le revêtement péritonéal de l'ovaire à celui de la paroi abdominale, et sauvrait la cavité péritonéale, ce qui fut fait.

Le premier jour le clamp fut enlevé. La cavité générale de l'abdomen était complètement fermée par l'union des surfaces ci-dessus mentionnées. Nulle adhérence n'avait eu lieu entre les surfaces opposées de la membrane tapissant l'intérieur du kyste, et de sa cavité venait un écoulement considérable de liquide. Pour le tarir il y eut chaque jour une application alternative de solutions d'acide phénique et salycilique.

La résorption de la lymphe épanchée se fit par degrés. Les parois du kyste se séparèrent graduellement des parties adjacentes dans l'intérieur de la plaie.

Elles furent étranglées par la ligature et enlevées. Comme la totalité de la paroi du kyste n'avait pas été enlevée et occasionnait une évacuation purulente par la plaie, on étrangla ce reliquat qui formait une masse grosse comme un œuf avec une canule et un fil métallique qui tomba bientôt laissant le fond de la plaie presque débarrassé de tissu anormal, et la plaie externe très petite sans nul intérêt pour la santé générale.

OBSERVATION DE M. BŒCKER.

Société de gynécologie de Berlin.
Bul. klin wochenschriff, 1874, p. 494. Mort.

On trouva de vastes adhérences de la tumeur avec la paroi antérieure de l'abdomen. En incisant la paroi abdominale, on coupa un kyste énorme et on ponctionna deux autres kystes mous de la grosseur d'une tête d'enfant, qui faisaient saillie dans le premier. La malade mourut le vingt-cinquième jour.

A l'autopsie, on trouva une communication des kystes avec la cavité abdominale.

Deux observations de M. Martin.

Mêmes indications.
Une mort, une guérison.

Dans les deux cas, on introduisit deux cathéters dans les kystes et on fit des injections phéniquées.

Une des malades guérit, l'autre mourut par suite d'une hémorrhagie dans le kyste.

Lieven, 1873-74, T. iv, N° 2.

Petersburgische mediciniche zeitschrift, 1873-74.
Trois opérations d'ovariotomie incomplète. — Deux guérisons, une mort, faites à l'Institut des sages-femmes de Saint-Pétersbourg.

Première observation.

La malade était une paysanne de 32 ans, elle avait déjà subi trois ponctions quand elle fut opérée par Lieven le 10 juin 1868. Il rencontra un kyste à paroi mince, et soudée dans toutes les directions avec la paroi abdominale. On le ponctionna et on obtint dix-sept litres d'un liquide visqueux, couleur chocolat.

Une contre-ouverture fut faite et les manœuvres pour détruire les adhérences déterminèrent des déchirures multiples de la paroi kystique. Cependant, pas une goutte de liquide ne tomba dans la cavité abdominale. Les adhérences forcèrent d'abandonner l'espoir de pouvoir énucléer la tumeur. On circonscrivit avec des pinces plates les parties libres de la paroi kystique et on en pratiqua l'ablation, les parties épaisses de la paroi kystique furent cautérisées au fer rouge. Le reste du kyste fut nettoyé avec des éponges. La plaie abdominale fut fermée.

Le 13 *juin* apparut par la plaie une grande quantité de pus.

Le 17. — On introduisit par la plaie à la partie inférieure un tube à drainage.

Le 20. — Une portion de la paroi kystique apparut derrière les bords de la plaie, elle était adhérente, on la fixa avec des pinces et on la lia.

Le matin de ce jour un abcès sous-cutané situé à gauche au dessous de l'ombilic avait donné issue à deux livres de pus.

Du 22 *juin* au 5 *juillet*. — Elimination quotidienne des fragments de la paroi kystique.

Le 6 *juillet*. — Les douleurs ressenties dans l'abcès en font prolonger l'incision.

Le 7. — On reconnaît une fluctuation dans le bas ventre. Une ponction par le vagin s'ensuivit donnant 9 onces de pus inodore. Un cathéter fut introduit par l'ouverture.

Le 21 *juillet*. — La suppuration continuant, la malade élimine un fragment de paroi kystique de 21 centimètres de long et 10 de large.

A partir du 1er août la guérison se prononça, l'écoulement du pus finit le 7 du même mois, et la malade quitta le service le 18 août. Revue deux ans après, elle jouissait d'une santé parfaite.

OBSERVATION II

Il s'agit d'une veuve de 38 ans, accouchée quatre fois ; deux mois après des excès vénériens (8 rapports sexuels dans une seule nuit), la malade qui était d'origine allemande vit une tumeur se développer avec une extrême rapidité dans tous les sens de l'abdomen.

Elle fut opérée le 11 juin 1868. On introduit dans le kyste découvert un trocart et on retire 7 litres d'un liquide clair, transparent, un peu visqueux. Le trocart est retiré par une autre ouverture. Le kyste est incisé et on retire encore cinq livres de liquide. Il y avait au fond du kyste plusieurs autres petits kystes au contenu semblable.

On rencontra pour l'extirpation des obstacles insurmontables. A côté d'adhérences faibles on trouva une bandelette large de trois travers de doigt et s'étendant de la paroi antérieure du kyste jusque dans le petit bassin. On ne put la détruire, et on dut poser une ligature (fil de soie) et en faire la section. Une bandelette semblable se trouvait en arrière du kyste, et s'étendait également jusqu'au petit bassin. Toute la masse fut partagée en deux portions, on plaça deux ligatures, et les parties circonscrites par ces ligatures furent enlevées au fer rouge.

Après avoir fait la toilette du péritoine et de la cavité abdominale où avaient pénétré en abondance le sang et le contenu kystique, la plaie abdominale fut fermée.

L'opération avait duré deux heures.

Le cinquième et le sixième jour après, on enlève une partie des points de suture, la plaie est rouverte et la suppuration s'établit.

Elle ne put jamais être complètement tarie et la malade mourait un an après de septicémie.

Troisième observation.

La malade était d'origine polonaise, avait 23 ans et depuis l'âge de 15 ans était livrée à la prostitution. Elle souffrait depuis une année d'une tumeur abdominale à progrès extrêmement rapides.

Elle fut ponctionnée, le 11 novembre 1873 et on en retira dix-sept litres d'un liquide transparent, très fluide, visqueux, de couleur jaune verdâtre.

L'opérat... eut lieu le 18 du même mois.

A l'ouverture du péritoine écoulement d'une grande quantité de liquide, le pouls disparaît, la respiration cesse, elle n'est rétablie qu'au bout de 15 minutes. On n'ose plus donner le chloroforme et pendant 65 minutes la malade dut subir toutes les douleurs de l'opération.

Le kyste était multiloculaire, sans adhérence antérieure, il en avait d'intimes avec la face postérieure de l'utérus.

Après en avoir retiré de trois cavités différentes : 1500 grammes d'un liquide brun trouble, 425 grammes d'un liquide épais jaune verdâtre et 250 grammes d'un liquide jaunâtre crémeux, on constata l'inutilité qu'il y aurait à chercher à détruire les adhérences.

Avec l'aiguille de Backer Brown on introduisit aussi profondément que possible un fil de soie à travers les parois kystiques, la tumeur fut liée en deux parties et l'ablation opérée de la portion délimitée pour les ligatures. Le bassin nettoyé la portion restante du kyste est liée au moyen de fils d'argent aux bords de la plaie, et on referma l'abdomen.

L'opération avait duré 1 heure 1/2. La malade mourut 36 heures après de péritonite.

Observation de M. Cazin.

Le 10 avril 1880, il se trouvait à Quend, département de la Somme, lorsqu'on lui amena la nommée Rosalie N., âgée de 17 ans et six mois. Réglée à 14 ans, cette jeune femme mariée depuis six mois avait toujours, quoique très délicate d'apparence, eu une bonne santé, et n'eut à souffrir que des fievres intermittentes, endémiques dans la localité qu'elle habite.

A la suite d'un refroidissement éprouvé il y avait un mois elle dit avoir senti son ventre augmenter de volume. A cette époque les règles ont cessé de se montrer et naturellement elle a attribué à un début de grossesse les phénomènes observés. Depuis et à plusieurs reprises elle a éprouvé des douleurs abdominales accompagnées de vomissements verdâtres, qu'elle rapporta à la fièvre paludéenne.

En même temps le ventre prenait un développement si prompt qu'en moins de trois mois il avait atteint les dimensions de celui d'une femme à terme. L'amaigrissement faisait de rapides progrès. Une ponction pratiquée à cette époque par un officier de santé n'aurait donné que très peu de liquide et n'aurait par conséquent amené qu'un soulagement peu appréciable.

Au moment où assisté de M. le Dr Perrier, chirurgien de l'hôpital Saint-Antoine, M. Cazin examina cette femme elle présente le facies ovarique type. L'abdomen mesure 1^{m}68^c de circonférence, les jambes sont un peu œdématiées, le ventre est également globuleux, on n'y sent aucune partie indurée, aucune bosselure, on avait donc probablement affaire à un kyste uniloculaire, la sensation de flot y est très évidente, dans toute l'étendue de la région, la matité est absolue dans les mêmes proportions. L'estomac est refoulé derrière l'appendice xyphoïde. Les intestins en arrière, ce n'est qu'à la partie postérieure du tronc que l'on peut percevoir un peu de sonorité ou plutôt une matité moins franche.

La peau est tellement tendue qu'on ne peut s'assurer de la mobilité de la région ombilicale. Le toucher vaginal permet de constater que l'utérus petit, ne paraît pas en gestation, qu'il est mobile et que par conséquent on est autorisé à penser qu'il n'existe pas d'adhérences intimes dans le petit bassin.

La respiration est difficile, la faiblesse extrême, à peine la malade peut-elle marcher sans être essoufflée.

On prit le parti de tenter l'opération de l'ovariotomie, quoique les vomissements et les douleurs éprouvées à diverses reprises fissent supposer l'existence de quelques adhérences.

La malade fut transportée à Berck-sur-Mer, dans un appartement large et aéré ayant vue sur la mer. Une dose quotidienne de sulfate de quinine lui fut prescrite et le 21 avril l'opération eut lieu.

Les premiers temps de l'opération ne présentèrent rien d'exceptionnel. L'incision abdominale mesurait 16 centimètres. Arrivé à la couche péritonéale M. Cazin fut frappé de la difficulté qu'il éprouva à l'isoler. Cette difficulté avait pour raison d'être l'adhérence au kyste. En procédant avec lenteur et prudence, il parvint à mettre la poche à découvert, en essayant d'insinuer sa main droite entre le kyste et la paroi abdominale, il constate que cette manœuvre était absolument impossible dans tous les points du périmètre de l'incision, les adhérences étaient tellement intimes que c'eut été folie que d'insister. Il se contenta de ponctionner le kyste avec un gros trocart aspirateur ; mais les parois étaient très minces et très friables, elle se déchirèrent et on n'eut que le temps pour ne pas être inondé de liquide de le recevoir dans des vases. Le liquide était séreux, louche, un peu lactescent, la quantité peut être approximativement évaluée à 28 litres. L'opérateur ne fut pas trop ému de cet accident, car il n'avait pas à craindre l'entrée du contenu du kyste dans le péritoine puisque au voisinage de l'incision, cette cavité n'existait plus.

Il agrandit l'ouverture faite à la poche, et introduisant le bras tout entier il s'assura que le kyste adhérait presque dans tous les points. Du reste il restait beaucoup de liquide dans les culs de sac correspondant au petit bassin et aux hypochondres.

Au moyen de l'aspiration et de grosses éponges la cavité fut mise à sec. On peut alors reconnaître par des essais de pincement que les parois kystiques étaient intimement unies au foie, à l'estomac, à la colonne vertébrale, au diaphragme, lequel était parfaitement refoulé.

En un seul point au niveau de l'utérus et de la vessie le chirurgien put détacher par traction la paroi kystique ce qui justifiait son diagnostic d'absence d'adhérences dans le petit bassin. Il fut tout d'abord effrayé de cette énorme surface qui chez une femme déjà épuisée et presque dans le marasme allait devenir promptement le siège d'une suppuration peut-être intarissable qui si elle l'épargnait dans les premiers jours la tuerait presqu'infailliblement par la suite.

Il essaya donc d'en éloigner, d'en retarder l'apparition. Après avoir excisé une toute petite surface du kyste au niveau de l'incision, il en fixa les parois à cette dernière à l'aide de fils d'argent, en conservant toute l'étendue de l'ouverture qu'elle circonscrivait.

Il fit plusieurs injections à l'eau phéniquée au 40° et passa un drain moyen à travers le vagin, le fit ressortir pour la partie la plus déclive du diverticule du kyste correspondant au cul de sac rétro-utérin, puis le fixa au bout de tube introduit par le vagin. Il introduisit ensuite dans l'immense cavité, une grande pièce de gaze antiseptique de Liste directement en rapport avec la membrane interne du kyste, elle fut disposée en forme de sac, de bourse et fut remplie de gros bourdonnets de ouate, préalablement trempés dans de l'eau phéniquée au 40° ; il réalisa ainsi un véritable tamponnement phéniqué. Il appliqua en dessus un Lister ordinaire, et au-dessus encore un pansement ouaté du Dr Alp. Guérin, ayant soin de laisser passage pour le drain abdomino-vaginal. Pendant l'opération qui dura trois quarts d'heure on n'eut par recours au sprayphéniqué.

Les suites furent relativement très simples, le pouls généralement à 120, ne monta qu'une fois à 130 ; la température axillaire à 38°

le matin ne dépassa pas 39° le soir, peu de douleur, soif vive, langue un peu sèche. L'exacerbation fébrile signalée plus haut reconnaissait pour point de départ l'apparition d'une rougeole dont elle avait pris le germe auprès de sa petite sœur avant de quitter son pays. Cette fièvre éruptive n'aggrava pas la situation ; mais gêna et fit souffrir la malade en raison de la toux qui accompagnait l'éruption. Pendant les cinq premiers jours il s'écoula une assez grande quantité de sérosité, pas de vomissement. Aucun phénomène péritonéal.

Chaque jour une injection phéniquée au 40° est pratiquée par le drain abdomino-vaginal sans toucher au pansement ouaté. Le neuvième jour aucune suppuration ne s'était encore fait jour par le drain, mais l'odeur commençait à prévenir de la nécessité de renouveler le pansement. On enleva avec soin la masse de bourdonnets d'ouate, introduits précédemment par poignées, puis la gaze antiseptique. On vit alors toute la surface interne de la cavité, sèche, un peu boursoufflée, blanche, insensible, rappelant par son aspect une membrane croupale.

En un mot l'opérateur se trouva en présence d'un tissu absolument privé de vitalité et frappé de sphacèle. Il se félicita grandement du résultat qu'il attribua à l'action puissante de la gaze antiseptique.

En effet cette destruction superficielle supprimait ainsi une cause d'épuisement ; en supprimant la sécrétion morbide elle éloignait le moment de l'établissement de la suppuration et donnait à la malade épuisée le temps de reprendre des forces par l'alimentation. En outre pendant le temps nécessaire à l'élimination d'une surface aussi étendue, il y avait lieu d'espérer une diminution de la cavité, partie sous l'influence du retrait propre de la couche non mortifiée des parois kystiques, partie sous l'influence de la distension de l'intestin et de l'estomac. Ces organes soumis par le liquide ovarique à une pression prolongée, avaient en effet peu à peu repris leur place dans l'abdomen. Aussi dès après le premier pansement la sonorité stomacale était-elle appréciable à cinq centimètres au-dessous de l'appendice xyphoïde. Cette rétraction du kyste se fit graduellement. Chaque jour on pratiqua de une à deux injections intra-kystiques, et on replaça de la ouate phéniquée au 60°.

Leroy

Les fils d'argent fixant les parois de la poche à l'abdomen sont enlevés le douzième jour (2 mai), l'élimination des eschares commençant le quinzième jour seulement (6 mai). On la favorisa par des courants d'eau phéniquée et de légères tractions. Elles se faisaient par lambeaux, par plaques plus ou moins larges, d'un blanc grisâtre laissant au-dessous d'elles une surface granuleuse de bonne qualité. Leur séparation ne fut complète que le vingt-huitième jour (19 mai). Le kyste s'était considérablement réduit, mais s'étendait encore du cul de sac retro-utérin à un peu au-dessus de l'ombilic de bas en haut et presque dans les deux fosses iliaques de chaque côté. Il y avait même un diverticule très élevé du côté du foie là où existaient les adhérences les plus résistantes.

L'intestin avait repris sa place en avant de la colonne vertébrale, et repoussant vers la paroi abdominale antérieure la face postérieure du kyste venait faire faire à celle-ci hernie, entre les lèvres de la large ouverture restée béante.

Lorsque par l'aspect de la suppuration, laquelle grâce aux injections phéniquées ne fut jamais très abondante, le chirurgien fut convaincu que l'élimination était totalement effectuée il rapprocha par huit points de suture la plaie abdominale, laquelle s'était graduellement restreinte, il ne chercha pas à faire d'avivement préalable, s'inspirant de la manière de faire de Lallement, des chirurgiens italiens et belges que le professeur Verneuil vient brillamment de remettre en honneur pour l'opération de la fistule vésico-vaginale, il tente la réunion immédiate secondaire. Les fils furent passés profondément de façon à mettre en contact denx centimètres au moins de surface granuleuse, comme les téguments avaient subi une certaine rétraction, les sutures furent consolidées par des bandelettes de mousseline enduites de collodion, M. Cazin avait de plus quelques raisons d'espérer que la propulsion en avant de la paroi postérieure du kyste, déjà signalée précédemment favoriserait son adhésion à la paroi antérieure restée accolée à la paroi abdominale elle-même. Pour éviter le croupissement possible du pus, un drain fut placé de chaque côté au niveau des limites externes du sac et disposé à côté du drain abdomino-vaginal dans l'angle inférieur de la plaie.

Les lavages quotidiens se bornèrent alors à une injection dans les drains poussée avec une extrême douceur pour ne pas s'opposer à l'accolement réciproque des bourgeons. La malade soutenue par un bandage de corps serré se levait plusieurs heures par jour depuis le dix-huitième jour.

Les forces revenaient à vue d'œil, l'appétit et les digestions étaient excellents, l'embonpoint commençait à se manifester un peu.

La suppuration une fois la suture faite diminua considérablement, un des drains latéraux put être enlevé le 25 mai, c'est-à-dire 6 jours après, l'autre est retiré le 28.

Les fils d'argent de la suture secondaire sont extraits le 30. La réunion est presque parfaite, et l'accolement des parois adossées du kyste paraît définitif. La suppuration est insignifiante, on conserve encore le drain vaginal par précaution. La malade sort et marche facilement. Les fonctions de la vessie et de l'intestin ne sont en aucune façon entravées. Enfin le drain vaginal est enlevé le 2 juin. Le 8 la cicatrisation est complète et la malade retourne en voiture à son village distant de 25 kilomètres, 50 jours après son opération.

M. Cazin la revoit le 12. L'abdomen est souple, en aucun point on ne rencontre de l'empâtement. Le toucher vaginal fait percevoir dans le cul de sac postérieur un peu d'induration. Il n'existe aucun suintement ni par la plaie ni par le vagin.

Observation de M. Guyon

Ovariotomie incomplète.

Le 16 octobre 1879 entrait à Necker, salle Sainte-Cécile, n° 1, dans le service de M. le professeur Guyon, une jeune fille de 16 ans. Elle donne les renseignements suivants : elle est réglée depuis deux ans, elle est à Paris depuis six mois, et sa santé antérieurement bonne est compromise maintenant par une tuméfaction de l'abdomen dont les débuts remontent à quatre ans. Huit jours après leur apparition le ventre a commencé à se ballonner, à devenir douloureux et à grossir d'une manière très appréciable dans l'espace de quelques jours. Pendant deux ans, jusqu'au moment de l'apparition de la menstruation, elle avait eu des périodes de calme et de douleur, celles-ci, il est vrai, plus courtes. Depuis ce moment ces alternatives avaient continué. Cependant quand les règles étaient abondantes, les douleurs étaient moins vives et le volume du ventre diminué.

L'apparition des douleurs ne coïncidait pas avec celle des règles, lesquelles très irrégulières ne viennent souvent que quinze jours ou trois semaines après les époques présumées.

Il y a quelques mois elle fit une chute sur le ventre qui ne paraît pas avoir eu la moindre influence sur la tumeur.

Depuis quelques jours elle a ressenti des frissons d'une faible intensité, une sensation de froid presque continuelle. Elle n'a ni nausée, ni vomissement ; mais les douleurs sont beaucoup plus vives. La bouche est amère, l'appétit perdu, et les selles nulles.

La jeune malade est examinée avec le plus grand soin. Son aspect est sympathique. Elle est bien constituée. On trouve une tumeur abdominale remontant à l'ombilic. Le ventre douloureux avec hyperesthésie de la peau, les douleurs à la pression sont surtout vives du côté droit vers l'ovaire.

La tumeur mate a la forme d'un utérus.

Il n'y a pas de mouvements anormaux, pas de bruits de souffle ni du cœur. Rien aux mamelles. Un des côtés de la tumeur, le droit surtout, est empâté. L'abdomen est douloureux, la malade y ressent des douleurs lancinantes comme des coups d'épingle. Ses selles sont rares depuis quatre jours. Elle urine bien. La langue est sale, la bouche pâteuse, amère.

Rien au cœur, sensation de froid et froid aux mains. Température 38 °8.

17 octobre. — L'exploration de l'abdomen est moins douloureuse. On peut constater l'existence de la fluctuation, mais l'empâtement persiste de deux côtés.

Par le toucher vaginal et rectal douloureux, on constate que l'utérus est petit, mobile et n'est pas par conséquent le siége de la tumeur. L'état général est toujours le même, la température élevée.

Les douleurs continuent à être aussi vives. La malade ne peut rester couchée, elle se tient toujours dans un fauteuil.

18 octobre. — Douleurs un peu moindres, température toujours élevée, extrémités un peu froides. Le sommeil a été possible dans la journée. Quelques nausées après avoir un peu mangé, appétit nul, pas de selles.

19 octobre. — Les douleurs ont été beaucoup moins vives, soit spontanément, soit à la pression. Chute de la température.

20 octobre. — Pas de selle depuis son entrée. Administration d'huile de ricin.

21 octobre. — Les selles ont été assez nombreuses dans la soirée d'hier et dans la nuit. Soulagement assez marqué. La palpation de l'abdomen commence à être possible. La fluctuation devient très manifeste et dans tous les sens. Un peu d'empâtement ou de douleur dans la fosse iliaque droite.

22 octobre. — La malade a pu se coucher aujourd'hui, les douleurs sont beaucoup apaisées.

28 octobre. — Les douleurs ont beaucoup diminué, mais reparaissent de temps en temps tantôt à droite tantôt à gauche; mais la pression est faiblement tolérée. La fluctuation très-manifeste. Le kyste paraît s'être désempli.

2 novembre. — Les douleurs ont reparu très-vives. La tension du ventre a augmenté. Pas de fièvre, cataplasme laudanisé :

3 novembre. — Les douleurs ont été soulagées par les cataplasmes.

4 novembre. — Elles se renouvellent, occupent tout le ventre, surtout la ceinture. Pas de nausée ou de vomissement. La tension du ventre est beaucoup plus grande.

7 novembre. — Nouvelles poussées douloureuses depuis deux jours, constipation habituelle. La malade n'est pas allée à la selle depuis trois jours, 2 grammes d'huile de ricin.

10 novembre. — Douleurs intenses.

11 novembre. — On fait une ponction avec la grosse canule de l'aspirateur Potain. On retire 1630 grammes d'un liquide comme sirupeux de couleur gelée de groseille que l'on met dans deux bouteilles. Ce liquide après refroidissement a à sa surface dans la première bouteille une couche de près d'un centimètre d'épaisseur, d'un liquide absolument huileux, et dans la seconde une couche plus large, mais aussi épaisse d'une matière graisseuse congelée.

12 novembre. — A eu dans la journée quelques bouffées de chaleur, le soir quelques *tortillements* (sic) ; la fosse iliaque gauche est un peu empâtée et douloureuse. Le ventre mat à la partie inférieure est peu ballonné, fièvre légère.

13 novembre. — Les douleurs ont continué, elles sont vives dans la fosse iliaque gauche.

14 novembre. — Un peu d'amélioration ce soir, constipation légère, anxiété épigastrique.

15 et 16 novembre. — Même état.

17 novembre. — Les douleurs sont moindres. Les règles apparaissent dans la matinée, elles sont assez abondantes toute la journée, les douleurs disparaissent complétement.

18 novembre. — Règles moins abondantes, douleurs nulles. La quantité de matière grasse retirée peut être évaluée à 30 grammes environ, on n'a pu en conserver que 28. Pas de fièvre ce matin.

Le ventre est moins tendu. Il est cependant encore douloureux à la pression ; au-dessous de l'ombilic on constate de la résistance.

4 décembre. — Légère poussée douloureuse.

5 décembre. — Disparition des douleurs.

10 décembre. — La poche s'est de nouveau reproduite et remonte actuellement jusqu'à l'ombilic. La pression est un peu douloureuse surtout au niveau de la ponction et sur les limites de la tumeur à droite et à la partie supérieure. Douleurs beaucoup moindres et presque nulles du côté gauche ; la fosse iliaque gauche paraît plus libre que la droite de sorte qu'on pourrait dire que le kyste s'est développé dans le ligament large du côté droit.

1er janvier 1880. — Le kyste est de nouveau très rempli, il est redevenu plus douleureux, surtout au niveau de la fosse iliaque droite, le flanc gauche n'est pas sensible à la pression.

Du 2 au 5 janvier. — La tumeur se distend et se remplit encore, elle occupe tout l'abdomen, et les douleurs s'étendent jusqu'au flanc gauche. La malade a plusieurs poussées douloureuses, sans vomissement, mais avec des accès de fièvre. La température atteint plusieurs fois 38,5, 39, même 39,5. — Après quelques hésitations de la part de la malade le jour de l'opération est fixé au 16 janvier.

16 janvier. — Opération pratiquée par M. Guyon assisté de MM. Terrier et Championnière.

Une incision ombilico-pubienne est faite en deux temps.

Après avoir incisé toute la paroi on arrive sur un kyste assez adhérent, il est tout rempli, il occupe presque tout l'abdomen. Après l'avoir un peu isolé en avant on le ponctionne avec le trocart moyen aspirateur, il coule un liquide sanguinolent grumeux, malgré l'aspiration ce liquide coule mal, le trocart semble bouché et on le remplace par un plus fort. L'écoulement a lieu alors plus facilement. Au moment d'extraire le kyste on trouve des adhérences superficielles et profondes excessivement solides et complètes. Après avoir essayé vainement de le contourner par la partie supérieure et de détacher le kyste par la face profonde on se décide à l'inciser et à le vider. On sort encore une certaine quantité de liquide après l'incision de plus on retire une masse grosse presque comme le poing sur laquelle on remarque une partie osseuse (Nous donnons à la fin de cette observation le résultat de son examen).

Au moment où le kyste, dont la paroi est molle, pulpeuse, rouge, très manifestement enflammée est débarrassé de son contenu liquide, on voit se former des plis à sa partie profonde dus probablement aux adhérences complètes de sa face postérieure.

Avec grande difficulté on peut les détacher dans le tiers antérieur de la poche, et après les avoir réséqués l'opérateur se décide à rechercher une oblitération par la suppuration, en suturant les bords de la paroi kystique aux bords de la plaie de la paroi.

La plaie abdominale est diminuée de longueur par deux points de suture profonds réunissant son tiers supérieur. Dans le reste de son étendue suture du sac kystique aux parois au moyen de fils d'argent.

Trois drains sont mis dans la plaie, on emploie le pansement de Lister. L'opération a eu lieu sous le nuage phéniqué.

Le soir la malade va assez bien, légers vomissements dans la journée causés par le chloroforme sommeil, pas de douleurs.

17 *Janvier*. — Bon état, la malade a un peu la fièvre ; bonne température pansement, peu douloureux, pas de douleurs.

18 *Janvier*. — Même état, on retire et on remplace les drains sans douleur.

La malade reste toujours enveloppée de ouate, pas de douleur.

19 *Janvier*. — Même état.

20 *Janvier*. — La suppuration s'établit franchement sans douleur; pansement peu douloureux, pas de frisson de suppuration, la température depuis l'opération n'a pas dépassé $38°,5$.

21 *Janvier*. — Même état, la malade n'a pas été à la garde-robe. Le soir évacuation abondante.

22 *Janvier*. — La suppuration est franchement établie, la plaie commence à bourgeonner. On enlève les fils unissant les parois du sac à la paroi abdominale.

Dans l'après midi la température monte à $38,3$. La malade paraît avoir été fatiguée par des visites prolongées.

23 et 24 *janvier*. — Très bon état, la malade commence à manger; elle reprend des forces, la température est au-dessous de $37°$.

25 *janvier*. — La plaie commence à bourgeonner, elle est rosée, le pus de bonne nature, très bien lié, sa quantité est assez grande. — Bon état.

26 *janvier*. — Le point inférieur de la suture de la partie supérieure de la plaie est enlevé.

27 et 28 *janvier*. — Même état.

29 *janvier*. — Les derniers fils sont enlevés.

La malade est très bien il y a au fond de la plaie une arrière cavité répondant à la partie profonde du kyste, mais où il n'y a nul séjour du pus, car le lavage se fait complètement tous les jours avec une seringue chargée de *solution forte* phéniquée. Le pus est aspiré, pas de clapier. On aperçoit très bien l'orifice d'une arrière cavité où les drains pénètrent très facilement.

2 *février.* — La malade va bien.

3 *février.* — On retire un drain.

5 *février.* — On retire les deux drains.

6 *février.* — La plaie va bien.

7 *février.* — La malade est descendue à la salle Sainte-Cécile. Le soir la température est à 37°.

8 *février.* — La malade n'a point éprouvé de fatigue.

10 *février.* — La plaie bourgeonne bien, le dernier drain est retiré.

12 *février.* — La plaie est toujours très bien et se cicatrise sur les bords.

13 *février.* — La malade commence à s'asseoir.

14 *février.* — Il reste à la partie supérieure une petite fistule dans laquelle on remet deux petits drains.

16 *février.* — On remet un gros drain dans la fistule, il pénètre à un centimètre et demi de profondeur.

17 *février.* — La cicatrisation des bords va bien. La plaie bourgeonne bien dans toute son étendue. La suppuration n'est pas très abondante.

20 *février.* — On diminue le drain.

21 *février.* — Très fortes coliques hier soir. Bon appétit, pas de fièvre, température 37°. Ventre souple non douloureux à la pression.

22 et 23 *février.* — Grandes coliques.

24 *février.* — Les règles ont apparu. Plus de douleurs fortes dans le ventre. Quelques petites coliques.

25 et 26 *février.* — La malade va bien.

27 *février.* — Les règles sont finies. Elles ont été très abondantes. La plaie abdominale va très bien. La cicatrisation est très avancée.

Il reste toujours un petit pertuis conduisant à une petite poche distendue par le liquide que l'on y injecte.

Un drain est laissé dans la plaie et retiré quelques jours avant la sortie de la malade.

A sa sortie la guérison était complète.

Quand M. le professeur Guyon la revit, au mois d'octobre dernier, elle était tout à fait guérie.

DESCRIPTION DE LA MASSE RETIRÉE DU KYSTE

La masse retirée du kyste qui était bien véritablement un kyste dermoïde, ainsi que l'avait montré la première ponction, était à peu près du volume du poing. Le fond du tissu était rougeâtre, solide et compacte, globuleux, sans forme bien déterminée.

D'un sillon séparant les masses bourgeonnantes de la surface sortait une mèche de cheveux blonds, fins, et assez longs. Sur la face on voyait une portion osseuse très adhérente dont la forme rappelait vaguement celle du temporal, car elle était composée d'une partie écailleuse et une masse irrégulière plus ou moins spongieuse que l'on pourrait comparer au rocher. Tout à côté de cette petite masse osseuse était une dent incisive, de lait, sans racine.

Dans l'épaisseur de cette masse solide on trouvait d'autres petites masses osseuses irrégulières et de structures compliquées et trop irrégulières pour se prêter à une description claire et précise. De plus on trouvait un certain nombre de dents, une douzaine environ qui semblaient avoir peu de caractère bien tranché.

Il est difficile de dire si ce sont des molaires ou des incisives mais ce sont toutes des dents de lait, et sans racines.

ANALYSE DU KYSTE PAR LE DOCTEUR LATTEUX

La pièce qui nous a été remise comprenait deux fragments, l'un très volumineux, à texture complexe, permettait à première vue de distinguer des dents et des os, l'autre plus petit, couvert de poils ayant l'apparence d'un haricot.

Après durcissement selon les procédés habituels (alcool simple, gomme picriquée, alcool à 4°) des coupes ont été pratiquées dans huit points différents et selon diverses incidences.

1° *Petit module couvert de poils.*

Sur une coupe transversale nous observons : une zone conjonctive formée d'un tissu assez compacte, se colorant en rose par le picro carm et creusée de lacunes occupées par des glandes sébacées de toute forme et de tout format. Selon les hasards de la coupe elles montrent ou non des poils, des cloisons partant de la partie profonde de la zone ci-dessus et circonscrivant des alvéoles remplies de tissu adipeux.

Cette partie de la tumeur est, en somme, formée de tissu cellulo adipeux contenant des glandes sébacées.

2° *Tissu voisin des parties ossifiées.*

Très complexe. C'est un mélange de tissus variés. La même coupe laisse voir *A* du tissu osseux, reconnaissable à ses néoplastes et à ses canaux de Havers (nous en reparlerons plus loin) *B*. Des nodules de tissu cartilagineux, appartenant à diverses variétés. *C*. Le même tissu cellulo adipeux que ci-dessus, et enfin *D* une zone considérable de tissu conjonctif aréolaire contenant dans ses mailles des glandes sébacées. Leur nombre est si considérable, qu'elles se touchent. Elles forment en cet endroit la presque totalité du tissu.

On peut déjà par ce qui précède se faire une idée de la texture de la tumeur, nous allons énumérer les éléments ou tissus rencontrés, et nous reviendrons sur chacun d'eux individuellement.

1° Tissu conjonctif ; 2° tissu élastique ; 3° tissu adipeux ; 4° glandes sébacées et poils ; 5° fibres musculaires lisses ; 6° tissu osseux ; 7° dents ; 8° tissu cartilagineux hyalin ; 9° tissu cartilagineux réticulé ; 10° vaisseaux.

1° *Tissu conjonctif.*

Généralement assez compacte, excepté dans les endroits où domine la graisse. Il forme alors des travées plus ou moins épaisses dans lesquelles on aperçoit les flexuosités des fibres.

Quelques points de la tumeur semblent avoir subi un commencement de régression graisseuse.

En effet, les îlots de tissu conjonctif sont séparés par des espaces lymphatiques assez volumineux, contenant une abondante quantité de globules blancs plus ou moins altérés.

C'est ce tissu qui constitue la moyenne partie de la tumeur. Notons enfin que surtout vers les extrémités des bulbes pileux et un peu dans le tissu ambiant, il existe une assez grande quantité de cellules embryonnaires.

2° *Tissu élastique.*

Si on traite une des coupes par l'acide acétique, on est frappé de l'abondance du tissu élastique. Il est disposé en fibrilles, anastomosées de façon à former un réticulum analogue à celui que l'on observe dans la peau. Il ne présente d'ailleurs rien de particulier. Il est à peu près également réparti dans toute l'étendue de la tumeur.

3° *Tissu adipeux.*

Très commun. — Il formait le centre des petits nodules isolés.

Il est répandu en telle proportion qu'il a laissé aux tissus une mollesse telle que les coupes ont été fort difficiles à exécuter.

4° *Glandes sébacées et poils.*

Elles sont tellement nombreuses que ce sont elles qui frappent l'œil tout d'abord lorsqu'on examine une préparation.

Elles sont volumineuses, bosselées, irrégulières, de dimensions variables.

Elles sont remplies de matière sébacée dans laquelle on ne distingue pour ainsi dire aucun élément figuré.

Quant aux poils, ils varient de grosseur, sur les nodules ils n'avaient que 3 à 4 centimètres de millimètres, tandis que dans les régions où ils avaient l'apparence de cheveux, leur diamètre allait jusqu'à 8 ou 9 centièmes (diamètre moyen des cheveux). Le canal médullaire existe et se montre sur presque tous.

5° *Fibres musculaires lisses.*

Irrégulièrement disséminées au milieu du tissu conjonctif, on les observe cependant aux environs des bulbes pileux. Elles offrent l'aspect de filaments flexueux avec de petits noyaux allongés et se colorent en jaune par le picrocarm.

J'ai cherché en vain des fibres striées. Je crois qu'il n'en existe pas dans la tumeur. J'en avais cependant rencontré une autre fois dans une pièce analogue.

6° *Tissu osseux.*

Dispersé tantôt sous forme de petits ilots de la grosseur d'un grain de millet, tantôt sous la forme de plaques simulant de véritables os. L'un d'eux offrait un peu l'apparence d'un temporal (Ecaille).

L'absence de symétrie dans les détails ne permet guère d'en faire une description. Les canaux de Havers peu nombreux sont bifurqués, quant aux ostéoplastes ils n'ont rien de particulier. En quelques endroits ils sont fort volumineux, très nombreux et serrés les uns contre les autres. Leurs canalicules sont très accentués.

7° *Dents.*

Il existait des corps blancs durs analogues à des dents, nous ne les avons pas étudiés. On sait d'ailleurs que la présence du tissu dentaire a été maintes fois constatée dans des cas analogues.

8° *Tissu cartilagineux hyalin.*

Il existe en petite quantité. Je l'ai trouvé aux environs de la plaque osseuse. Il formait une sorte de petite tige comme fichée dans le tissu conjonctif, caractérisé par des cellules très petites et très nombreuses, groupées par îlots, analogue à celui qui recouvre les surfaces articulaires.

9° *Tissu conjonctif réticulé.*

Aspect tout à fait différent. Nodules isolés au milieu du tissu conjonctif en plusieurs points.

La zone voisine du tissu conjonctif montre de petites cellules aplaties, allongées, qui deviennent de plus en plus globuleuses à mesure qu'on pénètre vers le centre. Là on remarque des travées de tissu élastique au milieu desquelles sont plongés des chondroplastes très volumineux, à noyau granuleux, d'un diamètre assez considérable.

Les uns sont simples et à un seul noyau, d'autres multipliés par scission, laissent voir leurs cloisons de séparation. Les travées qui les séparent sont finement grumeleuses.

On remarque d'ailleurs toutes les transitions entre le tissu précédent et celui-ci. Ce dernier est à peu près le type que l'on rencontre dans l'épiglotte.

10° Il y a enfin quelques vaisseaux, mais peu nombreux, et n'offrant d'ailleurs rien de particulier.

Je n'ai pas trouvé de nerfs.

Cette tumeur fort intéressante est donc en résumé formée par un mélange en parties très inégales des tissus et d'organes disposés sans ordre.

OBSERVATION DE M. TERRIER

Kyste multiloculaire de l'ovaire. — Adhérences internes aux parois du petit bassin. — Amputation de la portion du kyste énucléable. — Guérison temporaire. — Accidents septiques. — Épuisement, mort.

Mᵐᵉ Ménin, 47 ans, concierge demeurant rue Madame, entre à la Salpêtrière dans le service de chirurgie (Saint Antoine n° 21) le 5 février 1880.

Cette femme mariée à 16 ans a eu 5 enfants, le premier est mort-né. La troisième couche fut suivie d'accidents de péritonite. Les règles ont été régulières jusqu'en décembre 1879. A cette époque la menstruation devient anormale. Toutefois les dernières règles se sont encore montrées 9 jours avant l'arrivée de la malade à la Salpêtrière. En mai 1879 Mme M. constata un peu d'œdème des extrémités inférieures, œdème qui disparaissait au bout de quelques jours.

C'est quelque temps après que le ventre a augmenté de volume et cela d'une façon assez rapide. La malade remarqua des alternatives d'augmentation et de diminution du volume de l'abdomen, en rapport avec la menstruation.

Le 29 décembre 1879 M. Merklen, interne des hôpitaux, fit une ponction et retira quatre litres de liquide filant. D'ailleurs l'évacuation du liquide fut incomplète, au dire de la malade.

Il n'y avait pas de douleurs vives, seulement quelques points douloureux se faisaient sentir vers les flancs et la malade se plaignait d'une sensation d'étouffement.

Au moment de son entrée à la Salpêtrière l'abdomen présentait les dimensions suivantes :

Circonférence 104 au niveau de l'ombilic, de l'appendice xyphoïde au pubis 48 cent., de l'appendice xyphoïde à l'ombilic 24 cent.

On fit de suite une ponction pour soulager la malade et l'on retira 3 litres d'un liquide visqueux, ne contenant pas d'éléments figurés à l'examen microscopique.

Trois jours après le liquide s'était en partie reproduit, car les dimensions de l'abdomen étaient :

Circonférence 98, de l'appendice xyphoïde à l'ombilic 24 cent., et du même appendice au pubis 44.

Le ventre est asymétrique, il existe une bosselure formant une saillie notable du côté droit.

A la palpation on aperçoit une fluctuation très nette dans presque toute l'étendue de la tumeur. Mais cette fluctuation est plus nettement accusée au niveau de la bosselure droite. La percussion permet de sentir facilement la sensation de flot dans tous les sens, sauf de droite à gauche. Du reste l'affaissement partiel du ventre à la fin de la ponction précédemment faite indiquait le caractère multiloculaire du kyste.

La matité occupe l'hypogastre, l'ombilic et une partie de l'épigastre, jusqu'à quatre travers de doigt au-dessous de l'appendice xyphoïde.

A droite, matité dans la fosse iliaque, sonorité dans le flanc et l'hypochondre d'où l'on peut conclure que la tumeur ne remonte pas jusqu'au foie, à gauche la tumeur arrive jusqu'un peu au-dessous de l'hypochondre, et occupe la fosse iliaque et le flanc gauche.

La palpation n'indique pas d'ascite, il n'y a plus d'œdème des jambes, pas d'œdème ni de vascularisation anormale de la paroi abdominale antérieure.

En pratiquant le toucher vaginal on constate que l'utérus est immobile et très haut situé, et que le col est refoulé derrière le pubis. Le corps est repoussé en avant et en haut.

Le cul de sac postérieur est rempli par une masse molle, développée surtout à gauche. Les pressions exercées sur l'abdomen se transmettent à l'utérus qui paraît fixé par la masse morbide.

Il n'y a ni leucorrhée, ni perte de sang.

Le diagnostic formulé est kyste multiloculaire de l'ovaire avec adhérences pelviennes et utérines probables.

L'opération fut faite le 28 février 1880, à l'aide de MM. Perrier et Championnière.

Incision de la paroi antérieure, sur la ligne médiane, de 3 centimètres, au-dessous de l'ombilic à 3 centimètres du pubis.

Ponction du kyste mis facilement à nu. A l'aide d'un gros trocart on retire un liquide clair et séreux. Ponction de deux autres poches contenant du liquide très visqueux analogue à celui qu'on avait déjà retiré par la ponction exploratrice.

Il existe des adhérences avec la paroi abdominale antérieure qui sont assez facilement déchirées.

Ces adhérences se prolongent jusque sur le colon transverse à l'extrémité supérieure du colon ascendant. On parvient à les rompre avec une certaine peine. Mais bientôt on s'aperçoit que la poche kystique adhère intimement à la fin de la colonne lombaire et à toutes les parois de l'excavation pelvienne ; ces adhérences intimes reconnues, l'énucléation complète du kyste demeure impossible aussi doit-on terminer l'opération en suturant les parois du kyste aux bords de l'ouverture abdominale.

Deux points de suture profonds furent d'abord placés en haut de l'incision de façon à fermer aussitôt que possible, la cavité péritonéale. Puis cinq points de suture furent placés de chaque côté, et la portion du kyste qu'on avait pu isoler, fut excisée, en prenant soin de placer des pinces hémostatiques, puis des ligatures sur les vaisseaux des parois kystiques sectionnées.

En outre la main fut plusieurs fois introduite dans la cavité du kyste, de façon à en vider les loges et de rupturer leurs cloisons — 3 tubes à drainage dans la cavité kystique. L'opération faite d'après les règles de la méthode de Lister dura 1 heure 1/2.

La malade se réveilla complètement une heure 1/2 après l'opération et elle eut deux vomissements aqueux vers 2 heures.

A 4 heures, sensation d'étouffement, T. 37°,4 Pouls 92.

A 9 heures, pas de douleur, pas de vomissement, soif vive. Pouls 90, T. 38°. — Respiration 28.

19 *février*. — Nuit très calme, 2 heures de sommeil, soif vive. Le matin la malade se trouve très bien et se plaint même de la faim, Pas de vomissement, langue humide peu chargée. — Evacuation abondante de gaz par l'anus. Pouls 92, T. 38",2.

On renouvelle le pansement de Lister, il n'y a pas de sensibilité du ventre ni de tympanisme. Les tubes à drainage placés dans la cavité du kyste ont laissé écouler une certaine quantité de liquide gommeux. — Injection d'eau phéniquée forte 1/20 par les tubes dans la cavité du kyste. Une éponge plate imbibée de solution phéniquée forte est placée sur l'ouverture du kyste au-dessus du protective entre lui et la gaze phéniquée.

Le soir 7 heures, pouls 96, T. 38°,4. État général excellent la malade prend un peu de lait glacé.

20 *février*. — La malade se trouve bien. La soif est toujours assez vive, il y a une légère teinte subictérique des conjonctives.

Pouls 88, T. 38°.

21 et 22 février. — L'ictère disparaît, toutefois la face reste pâle, amaigrie depuis l'opération, un peu d'excitation et de loquacité.

L'appétit revient.

Pouls 80, T. 38°, et 38°,5.

Les trois petits tubes à drainage ont été remplacés pour un tube de plus gros calibre, qui permet de mieux laver la cavité du kyste.

A chaque pansement l'éponge est toujours imbibée de liquide séro-sanguinolent, parfois visqueux et d'odeur fade. La réunion des parois abdominales aux parois du kyste est parfaite, si bien qu'on peut déjà retirer deux fils d'argent.

Le 23 février. — Deux autres fils sont retirés.

Un autre point de suture est tombé seul. Diminution de la sécrétion séro-sanguinolente du kyste.

Température du matin 38°, du soir 38°,4.

Le 24. — État général satisfaisant. La malade s'alimente. T. matin 37°, le soir 38°,4.

Le 25. — Le liquide qui s'écoule du kyste est plus visqueux et ressemble absolument à celui qu'on a retiré par la ponction antérieure à l'opération. T. matin 37°,4, soir 38°,2.

Le 28 février. — La malade se plaint d'une diarrhée assez abondante qu'on combat par le régime lacté et l'opium.

2 mars. — La diarrhée persiste encore un peu.

3 et 4 mars. — Cessation de la diarrhée, état général excellent.

Du *5 mars* au 17 *avril* jour de la sortie de la malade, l'état général s'est peu à peu amélioré. Les forces sont revenues assez lentement, l'embonpoint s'est manifesté assez vite, l'appétit était d'ailleurs bien développé et l'on était obligé de le modérer un peu pour éviter les digestions pénibles.

Du côté du kyste on constate le retrait graduel de sa cavité se manifestant par une diminution lente de l'écoulement visqueux, par la difficulté de faire pénétrer le tube de drainage à une certaine profondeur, enfin par le retour de la sonorité intestinale autour de l'orifice fistuleux.

Les fils d'argent qui unissent la paroi kystique à la paroi abdominale n'ont pu être enlevés, il en reste environ 4 ou 5, profondément enclavés dans les lèvres et qu'on ne cherche pas à retirer.

Enfin notons que jusqu'à sa sortie, la malade a été pansée rigoureusement d'après la méthode de Lister, ce qui a empêché tout accident septique du côté de la cavité kystique.

En résumé lors de sa sortie, c'est-à-dire deux mois après l'opération, l'état général de la malade était excellent, il existait une fistule laissant passer un gros tube à drainage et celui-ci pénétrait à 5 centimètres de profondeur du côté de l'excavation pelvienne, enfin l'écoulement toujours très visqueux était assez peu abondant pour ne nécessiter qu'un pansement par 24 heures.

Rentrée chez elle, Mme M. se sentant parfaitement bien reprit ses occupations habituelles et se fatigua beaucoup. Tout d'abord elle venait tous les jours se faire panser à la Salpêtrière et l'on continuait d'employer la méthode de Lister pour ce pansement; mais peu à peu elle ne vint que tous les deux ou trois jours, se pansant elle-même d'ailleurs assez mal.

Au commencement de juin, c'est-à-dire un mois et demi après sa sortie de la Salpêtrière, la malade perdit l'appétit et eut un peu de fièvre le soir. Ces accidents devenant plus sérieux elle se décida à rentrer dans le service de chirurgie le 12 juin 1880.

La malade sensiblement amaigrie se plaint de vives douleurs siégeant dans les fosses iliaques et dans les lombes. Ces douleurs s'irradient dans les membres inférieurs surtout vers les faces antérieures des deux cuisses. Des vomissements assez fréquents surtout la nuit la fatiguent beaucoup.

Le tube à drainage peut être enfoncé à 8 centimètres et pénétrer du côté de l'excavation pelvienne.

Une abondante sécrétion kystique sans odeur putride, mouille les pièces du pansement, enfin par la palpation on s'assure facilement que le volume de la masse kystique a sensiblement augmenté, si bien que celui-ci remplit presque complètement les fosses iliaques.

Enfin cette cavité est en partie cloisonnée par des kystes de nouvelle formation.

La température normale le matin varie entre 38 et 38,5 le soir, moment auquel Mme M... ressent de petits frissons et de la fièvre suivie de sueurs profuses.

Le 14. — Il y a un peu de diarrhée, inappétence complète et des vomissements aqueux fréquents. Cette diarrhée est facilement arrêtée par une potion au sous-nitrate de bismuth.

Le 17 *juin*. — Nausées et vomissements glaireux. Continuation des accidents fébriles le soir. Examen chimique des matières vomies qui ne renferment pas d'urée, ni de carbonate d'ammoniaque. Examen des urines qui sont normales.

On continue à panser la malade deux fois par jour en suivant la méthode de Lister.

Le 21 *juin*. — Vomissements alimentaires suivis de vomissements bilieux.

La malade est très affaiblie et ne peut manger.

Le 23 *juin*. — L'injection phéniquée faite dans la cavité kystique est remplacée par une solution de chlorure de zinc à 4 pour 1000. Plusieurs tubes à drainage sont placés dans la fistule de manière à pénétrer dans les diverses cavités de la masse kystique.

Le 24 *juin*. — Même état général mauvais. Un doigt est introduit profondément dans la masse poly-kystique de nouvelle formation, de manière à déchirer les cloisons qui séparent les poches et à faciliter leur évacuation lors des injections détersives. Cette manœuvre détermine l'écoulement d'un liquide visqueux mêlé à du pus et à du sang. D'ailleurs ce liquide n'est pas fétide.

Le 25. — La même manœuvre est répétée.

Le 26. — Le toucher vaginal permet de constater une déviation de l'utérus à droite. Le cul de sac recto-vaginal est rempli de masses bosselées évidemment kystiques.

Le toucher rectal fait reconnaître ces mêmes productions qui refoulent en arrière la paroi antérieure de l'intestin.

Le 29. — La fièvre a presque disparu, les sueurs sont toujours abondantes, l'appétit presque nul et la faiblesse très grande.

1er *juillet.* — La matière qui s'écoule du kyste est un peu fétide; même état général.

2 *juillet.* — Dans le but d'ouvrir plus largement la cavité kystique, une traînée de pâte de Vienne est appliquée au-dessous de la fistule sur la ligne médiane, sur une largeur de quatre centimètres.

Le doigt introduit dans la fistule déchire une poche qui donne écoulement à un liquide purulent et fétide. Injection avec une solution de chlorure de zinc à 6 0/0. Pansement phéniqué.

3 *juillet.* — Apparition d'un groupe de vésicules d'herpès au-dessous de l'angle interne de l'œil gauche et sur la commissure labiale du même côté.

5 *juillet.* — En détruisant avec le doigt les poches kystiques de nouvelle formation, on provoque une hémorrhagie veineuse provenant des cloisons du kyste. Une compression prolongée avec de l'amadou imbibé de perchlorure de fer arrête facilement le sang.

6 *juillet.* — Deuxième application de pâte de Vienne, au fond de l'eschare produite par la première cautérisation.

7 *juillet.* — Troisième application du caustique.

10 *juillet.* — Les parois du kyste prolifèrent beaucoup et pour les détruire on y plante quelques flèches au chlorure de zinc. L'écoulement est presqu'inodore. La température du soir atteint toujours 38°,5.

12 *juillet.* — Écoulement d'un liquide purulent, granuleux et inodore.

14 *juillet.* — La zône de matité qui occupait les deux fosses iliaques et même remontait sur les flancs tend à diminuer très notablement. La poche du kyste diminue donc d'étendue.

16 *juillet.* — Les injections de chlorure de zinc sont remplacées par des injections d'une solution phéniquée au 40°.

L'eschare produite par la pâte de Vienne s'élimine et au-dessous d'elle existe une large solution de continuité située sur la ligne médiane entre les deux bords internes des muscles droits de l'abdomen. A la partie supérieure de cette perte de substance est l'orifice de la fistule qu'on agrandit à l'aide du bistouri. On pénètre ainsi dans une nouvelle cavité kystique qui donne issue à un liquide filant et purulent.

18 *juillet*. — La chute des eschares est complète. La plaie est d'un rose vif avec de petits bourgeons charnus, quant à l'orifice de la fistule il tend toujours à se combler par des néoformations polykystiques.

A ce moment l'état général paraît s'améliorer, la malade est transportée tous les jours au grand air et elle mange un peu. Toutefois elle est prise par moment de crises de vomissements. Notons enfin que les douleurs abdominales, ainsi que celles des reins sont entièrement calmées, depuis que l'on a donné issue au liquide contenu dans les diverses parties de la cavité du kyste.

20 *juillet*. — La plaie faite par le caustique a très bon aspect et tend à bourgeonner. Toujours des vomissements, malgré la glace, l'eau de sel, l'opium et la potion de Rivière successivement utilisés.

25 *juillet*. — OEdème des paupières et de la face gauche, faiblesse excessive.

26 *juillet*. — Cet œdème se généralise à gauche côté sur lequel la malade se tient de préférence. Le bras et la jambe sont très gonflés. Toujours absence d'albumine dans l'urine.

Vers la fin de juillet apparaît une diarrhée assez abondante, l'œdème disparaît peu à peu. La température est alors normale. Toutefois les forces ne reviennent pas et les vomissements continuent.

8 *août*. — Les forces paraissent revenir, l'appétit est nul, l'œdème presque disparu, sauf au niveau du membre inférieur gauche, pas de douleurs vomissements glaireux, pas de diarrhée, température normale. Jusqu'au 19 août, les choses restent à peu près dans le même état, avec des alternatives de mieux et de plus mal. La suppuration du kyste est presque nulle, et la malade n'est plus pansée qu'une seule fois par jour, toujours avec la méthode de Lister. Il n'y a pas de fièvre le soir. Les vomissements glaireux continuent quoi qu'on fasse du 19 août jusqu'au 12 septembre, époque de la mort de la malade, l'état général devient de plus en plus mauvais, les vomissements continuent. Enfin il y eut des alternatives de diarrhée et de constipation. La température prise régulièrement n'accusait pas un état fébrile marqué le soir car le thermomètre n'arrivait jamais à 38°.

L'alimentation était devenue presqu'impossible, aussi la malade était-elle dans un état de maigreur excessif. Il n'y eut pas de réapparition de l'œdème des membres inférieurs et des parties postérieures du corps ; l'urine examinée très souvent n'offrait jamais de traces d'albumine.

Autopsie du 14 novembre 1880.

Le ventre présente une teinte verdâtre, signe d'un début de putréfaction rapide, quoique le cadavre soit très maigre. La plaie et la fistule sont entourés d'un bourrelet régulier de tissu cicatriel, assez développé et indiquant une tendance à la réparation.

On fait une incision partant de la fourchette sternale, incision qui se bifurque à quelques centimètres au-dessus de l'ombilic pour passer de chaque côté de la fistule et de la plaie et aboutir à la partie moyenne de chacune des arcades fémorales.

Il n'existe pas de liquide dans la cavité abdominale et le péritoine paraît normal, ainsi que l'épiploon, pas d'adhérences des anses intestinales entre elles.

En soulevant le paquet intestinal on met à découvert une anse formée par la terminaison de l'iléon qui offre un certain nombre d'altérations. Elle paraît dépolie, tomenteuse à sa surface péritonéale qui est très injectée. Les parois sont manifestement épaissies. Enfin elle est en contact avec la paroi de la masse kystique, sans toutefois présenter des adhérences avec elle.

Au dessous de cette anse d'intestin grêle il en existe une autre peu congestionnée ; mais manifestement épaissie. Cette anse est en rapport de contiguïté avec la paroi du kyste.

Le colon ascendant est adhérent au kyste surtout au niveau du mesocolon, il en est de même du colon descendant et vers le rectum les adhérences deviennent très-résistantes, et sont difficiles à dissocier, on voit qu'elles sont anciennes et presque fibreuses.

L'ouverture de l'iléon permet de constater un épaississement et une vascularisation anormale de ses parois, qui par points sont ecchymosées. Il n'y a pas d'ulcération intestinale.

La muqueuse du gros intestin est aussi fortement injectée. L'estomac est dilaté et renferme des matières alimentaires grisâtres, sa muqueuse paraît normale.

Le rein gauche est petit, adhérent à sa capsule, mais non granuleux. Le rein droit est d'un tiers plus gros et semble, en somme, normal.

Le kyste dépendait de l'ovaire gauche, et présentait le volume d'une tête d'adulte, se moulant en quelque sorte sur les parois du bassin auquel il adhère d'une façon très-intime, aussi l'enlèvement de la pièce anatomique est-il assez difficile.

Le rectum déjeté à droite, présente un épaississement notable de ses parois et est fixé à la partie droite du kyste par de nombreuses adhérences cellulo-fibreuses.

Toute la partie inférieure de la masse kystique remplit le cul-de-sac recto-utérin et adhère extrêmement au ligament large du côté gauche, il est libre à sa face antérieure et à son bord supérieur.

Le bord supérieur de la vessie est adhérent à la masse kystique. Les uretères sont libres, non dilatés.

Enfin l'ovaire droit, du volume d'un petit œuf de poule, est manifestement kystique et présente trois loges du volume d'une noisette.

Le kyste ouvert longitudinalement par une incision antéro-postérieure passant au niveau de l'orifice de la fistule abdominale constitue une masse demi solide, creusée d'aréoles plus ou moins étendues, deux ou trois de ces aréoles présentent le volume d'une orange. Les autres très nombreuses sont plus petites et remplies d'un liquide visqueux et opalin.

Le cœur est mou, flasque et offre une plaque laiteuse sur sa face antérieure. Tous les autres organes paraissent sains.

CONCLUSIONS

Le nombre des opérations incomplètes d'ovariotomie s'étant terminées par une guérison complète a été surfait.

C'est ce qui découle surabondamment de ce que nous avons dit des statistiques, des guérisons temporaires comptées comme des guérisons définitives quand elles n'étaient que des morts lentes, et enfin de la nature des kystes. Est-ce que les uniloculaires ne sont pas de beaucoup en minorité comparés aux multiloculaires ? Est-ce que ces derniers, par leurs adhérences, ne sont pas la cause ordinai des ovariotomies incomplètes ? Or si le fond du sac abandonné donne forcément naissance à des kystes nouveaux, il n'y a pas pour la malade espérance de guérison complète, et l'opérée qui vit encore six semaines après l'opération ne peut pas considérer son non rétablissement comme une exception, ainsi que l'avance M. Péan.

Nous appuyant sur les statistiques de Spenser Wells, sur l'expérience de notre vénéré maître M. Terrier, sur les conclusions de M. Kœberlé, nous sommes persuadé que l'opération d'ovariotomie incomplète fait courir aux malades tous les risques de l'ovariotomie, avec la chance de ne pas être guéries lorsqu'elles se rétablissent de l'opération d'un kyste multiloculaire ; qu'elle ne peut être qu'une ressource, un pis aller dans les cas où l'opération ne peut pas être achevée ; qu'elle ne pourrait être conseillée comme méthode d'opération.

D'un autre côté si le kyste de l'ovaire est uniloculaire, de Rosenmuller, ou dermoïde, si en un mot il est stérile, l'opération a bien des chances d'être suivie de succès. Ceux de MM. Cazin et Guyon en sont la preuve éclatante.

C'est une ressource précieuse puisqu'on peut espérer d'elle une prolongation des jours de l'opérée et peut-être sa guérison complète selon que le kyste est uniloculaire ou multiloculaire.

Nous reconnaissons que ce travail présente bien des lacunes. Nous espérons qu'on voudra bien nous les pardonner si l'on songe à l'étendue du sujet, et que nous n'avons d'autre prétention que d'apporter notre contribution à son étude.

Imp. A. DERENNE, Mayenne. — Paris, boulevard Saint-Michel, 52.

Imprimerie A. DERENNE, Mayenne. — Paris, boulevard Saint-Michel, 52.

www.ingramcontent.com/pod-product-compliance
Ingram Content Group UK Ltd.
Pitfield, Milton Keynes, MK11 3LW, UK
UKHW022346130726
13694UKWH00006B/1343